Le précis des Huiles essentielles

Guérir tous les maux quotidiens

LES PRÉCIS

Éditions Alpen

9, avenue Albert II
MC - 98000 MONACO
Tél. : *00377 97 77 62·10*
Fax : *00377 97 77 62 11*

Direction : *Christophe Didierlaurent*
Éditorial : *Fabienne Desmarets*
Mise en page et infographie : *Stéphane Falaschi*

Dépôt légal : *2012*
ISBN13 : 978-2-35934-155-3

Avertissement

Les informations contenues dans ce livre ne peuvent pas remplacer un avis autorisé. Avant toute automédication, consultez un médecin ou un pharmacien qualifié.

Imprimé en Italie

Sommaire

introduction
sur les huiles essentielles

Les huiles essentielles sont connues et utilisées depuis le début de l'humanité pour leurs parfums, leurs vertus cosmétiques et leurs propriétés assainissantes.

Dans l'Egypte ancienne, elles étaient utilisées pour leurs propriétés antiseptiques lors de l'embaumement et de la conservation des momies. Aux Indes, elles étaient largement utilisées pour leurs propriétés aromatiques.

Les huiles essentielles sont des substances aromatiques contenues dans les végétaux.

Elles sont extraites par distillation et entraînement de la vapeur d'eau. Ce procédé, seul reconnu officiellement, permet d'obtenir des huiles essentielles de qualité d'une part et des eaux florales d'autre part, celles-ci étant dénuées de toute activité mais étant particulièrement odérifiantes.

Toutefois, pour les agrumes, elles sont obtenues par expression, les poches de zestes d'agrumes étant brisées mécaniquement pour recueillir ce qu'on appelle une essence, une huile essentielle étant en fait une essence distillée.

La dénomination d'huile prête parfois à confusion : les huiles essentielles ne sont pas des corps gras mais au contraire des substances volatiles.

Beaucoup sont incolores ou jaunâtres, mais les nuances sont très variées, du jaunâtre au brun rouge.

Camomille du Maroc

Nom latin : *Ormenis multicola*
Famille : Asteraceae

L'huile essentielle de camomille du Maroc, sorte de petite marguerite, a une odeur camphrée.

Elle est bactéricide, neurotonique et calmante, et peut être conseillée comme anxiolitique et rééquilibrant du système nerveux central.

On lui attribue également des vertus aphrodisiaques.

Usage interne

- Angoisse, tendance à la déprime, sommeil difficile, stress, surmenage.
- Colites, parasitoses intestinales.
- Fatigue sexuelle.
- Maux de tête.

Usage externe

Frictions corporelles et massages :

- Affections cutanées, dermatoses

- Maux de tête :

1 ou 2 gouttes diluées sur les tempes et le front en évitant soigneusement les yeux.

- Délassement des pieds :

en association avec l'huile essentielle de menthe.

Bains :

- Action relaxante et défatigante générale.

- Bains de pieds.

> Précautions d´emploi

Eviter chez les enfants
Présence de camphre

Citron

Nom latin : *Citrus limon*
Famille : Rutaceae

Le citron, antioxydant majeur, est la plante anti-âge par excellence.

Comme tous les agrumes, il ne fournit pas une huile essentielle (obtenue par distillation à la vapeur d'eau) mais une essence obtenue par expression.

Sa saveur est aromatique et acidulée, son odeur est douce et stimulante.

Très polyvalente et d'utilisation agréable, elle est régulatrice des fonctions de l'appareil digestif.

Stimulant général, anti-infectieuse et antivirale, elle est très utile en cas d'infections répétées et c'est un irremplaçable antiseptique atmosphérique.

Usage interne sur avis médical

- Goutte, calculs, colique néphrétiques

- Digestion difficile, excès de table, petite insuffisance hépatobiliaire, gastrique et pancréatique.

- Manque d'appétit.

- Nausées, mal des transports.

- Tonique veineux.

- Sommeil difficile avec cauchemars.

Usage externe

Application locale, frictions corporelles et massages :

- Tonique et décongestionnant veineux : jambes lourdes, varices.

- Digestion difficile, excès de table : massage de l'abdomen

• Cors, ampoules.

• Vergeture, cellulite (peau d'orange) : en association avec l'huile essentielle de mandarine.

Frictions capillaires, shampoings :
• Redonne de l'éclat aux cheveux ternes et lutte contre les pellicules grasses : 2 à 3 gouttes pures en frictions sur le cuir chevelu ou en shampoing, en association avec l'huile essentielle de romarin et d'ylang ylang.

Sauna facial :
• Tonique de la peau, astringent sur les peau grasse ou à tendance acnéique.

Bains :
• Cellulite, vergeture... en association avec l'huile essentielle de mandarine.

• Varices.

• Douleurs articulaires.

Diffusion :
- Tonique : le citron redonne la pêche !

- Antiseptique, désinfectant, assainissant d'atmosphère en période hivernale.

- Absorbeur d'odeur et fumée (tabac).

Gargarismes – Bains de bouche :
- Maux de gorge et de bouche (aphte, gingivite)

> Précaution d'emploi

Photosensibilisant.
Ne convient pas aux peaux sensibles.

Cyprès

Nom latin : *Cupressus sempervirens*
Famille : Cupressaceae

Le cyprès, grand arbre des pourtours de la Méditerranée, fournit une huile essentielle aux propriétés très variées.

C'est un décongestionnant veineux et lymphatique, mais aussi rééquilibrant du système nerveux. L'huile essentielle est également antitussive et antispasmodique, et désinfectant cutané.

Usage interne

- Troubles veineux, couperose, varices, hémorroïdes, jambes lourdes...
- Toux coquelucheuse, quinteuse et spasmodique.
- Maux de tête d'origine circulatoire.
- Règles difficiles, pré-ménopause.
- Fatigue nerveuse passagère.

Usage externe

Application locale, frictions corporelles et massages :

- Troubles veineux, varices, hémorroïdes, jambes lourdes ...
- Peau grasse

• Règles difficiles : massage du bas du ventre et des reins, en association avec l'huile essentielle de sauge.

• Raffermissante et régénératrice du visage, buste et corps, antirides.

Bains :

• Apaisant en association avec des huiles essentielles de genièvre et de lavande.

• Sensation de jambes lourdes, en association avec les huiles essentielles de menthe, niaouli, patchouli ou pin.

• Rétention hydrolipidique, cellulite (peau d'orange) en association avec l'huile essentielle de cannelle.

Sauna facial :

• Couperose

• Peaux grasses à tendance acnéique

> Précautions d'emploi

A éviter en cas de cancer hormono-dépendant, cancer de la prostate
A éviter en cas de mastose.

Eucalyptus

Nom latin : *Eucalyptus globulus*
Famille : Myrtaceae

L'huile essentielle d'eucalyptus a une odeur fraîche et agréable.

Elle est antiseptique des voies urinaires et respiratoires, expectorante, décongestionnante et mucolytique.

Par ailleurs, elle agirait favorablement sur l'équilibre de la glycémie.

Usage interne

- Maux de gorge, bronchites, sinusites, état grippal, toux...
- Infections urinaires
- Insuffisance pancréatique
- Diabète de la maturité

Usage externe

Application locale, frictions corporelles et massages :

- Bronchites, état grippal : friction de la poitrine et du dos, en mélange avec l'huile essentielle de niaouli, ravintsara et thuya.
- Maux de gorge : en association avec l'huile essentielle de menthe et de niaouli

- Affections cutanées
- Ampoules

Frictions capillaires ou shampoings :

- Poux, en association avec l'huile essentielle de lavande, géranium, romarin ou tea tree.

Inhalations :

- Sinusites, affections pulmonaires, état grippal, bronchites, rhumes, rhinopharyngite : en association avec les huiles essentielles de pin ou de romarin.

Diffusion :

- En mélange avec les huiles essentielles de pin et de lavande pour assainir et parfumer l'air, notamment en période hivernale ou d'épidémie de maladies infectieuses.
- Affections pulmonaires : quelques gouttes sur l'oreiller ou une compresse avant le coucher.

> Précautions d'emploi

Eviter l'ingestion en grande quantité.

Genièvre

Nom latin : *Juniperus communis*
Famille : Cupressaceae

L'huile essentielle de genièvre, petit arbrisseau au parfum résineux autrefois considéré comme remède universel, est très fluide et d'une odeur caractéristique balsamique.

Elle est antiseptique des voies urinaires, diurétique et uricolytique (effet anti-rhumastimal). Par voie externe, c'est un excellent antiseptique cutané.

Usage interne

- Douleurs articulaires
- Goutte
- Cellulite, rétention d'eau

Usage externe

Application locale, frictions corporelles et massages :

- Douleurs articulaires et musculaires, foulure, tendinite... en association à l'huile essentielle de lavande.

• Cellulite, rétention d'eau : en massage prolongé en association avec l'huile essentielle de cèdre et de niaouli.

• Peau grasse à tendance acnéique.

Sauna facial :

• Peau grasse à tendance acnéique.

Bains :

• Douleurs articulaires et musculaires en association avec les huiles essentielles de marjolaine ou de thym.

> Précautions d´emploi

Contre indiqué en cas d'insuffisance rénale
Éviter une prise importante ou prolongée par voie interne.

Géranium

Nom latin : *Pelargonium graveolens*
Famille : Geraniaceae

L'huile essentielle de géranium a une odeur forte, agréable, semblable à celle de la rose. C'est un tonique et stimulant, un antiseptique intestinal et vermifuge.

Par voie externe, l'huile essentielle est cicatrisante, anti-infectieuse et astringente. Elle a de plus la réputation de réguler la glycémie et d'éloigner les moustiques.

Usage interne

- Fatigue nerveuse passagère, surmenage, stress...

- Gastro-entérites (diarrhées), colites, vers intestinaux.

- Diabète.

Usage externe

Application locale, frictions corporelles et massages :

- Psoriasis, dermatose infectieuses, acné, engelures (en association avec l'huile essentielle de citron et de lavande), bouton de fièvre.

• Régénératrice cutanée, : cicatrices, desquamations, brûlure, peau agressée...

• Tonique pour le corps.

Frictions capillaires ou shampoings :
• Poux en association avec l'huile essentielle de lavande, romarin, et tea tree.

Diffusion
• Eloigne les moustiques : en alternance avec les huiles essentielles de citronnelle et de lavande.

• Parfums d'ambiance, en association avec l'essence de citron et l'huile essentielle d'eucalytus et de menthe.

Bains :
• Affections cutanées : psoriasis, dermatoses...

Girofle

Nom latin : *Eugenia caryophyllata*
Famille : Myrtaceae

L'huile essentielle de girofle, obtenue à partir du bouton floral dénommé clou, a une saveur poivrée et brûlante.

C'est un anti-infectieux général, à la fois antiviral, antibactérien, antifongique et antiparasitaire, et donc un antiseptique puissant, notamment au niveau dentaire, intestinal et urogénital.

Elle est également très utile comme stimulant général, ainsi qu'en tant qu'antalgique par voie externe sur les névralgies dentaires notamment.

Usage interne

• Maux de bouche : douleurs dentaires et gingivales.

• Affections broncho-pulmonaires : angine, bronchite, état grippal...

• Infections urinaires, cystites, vaginites, leucorrhées...

• Troubles digestifs, tels que fermentations intestinales, colites, diarrhées...

• Fatigue physique, intellectuelle et sexuelle, manque d'appétit.

Girofle (suite)

Nom latin : *Eugenia caryophyllata*
Famille : **Myrtaceae**

Usage externe

Application locale, frictions corporelles et massages :

- Préparation musculaire à l'effort, en association avec l'huile essentielle de cannelle.

Gargarisme et bains de bouche

- Maux de bouche : douleurs dentaires et gingivales (pure : frotter la dent et la gencive avec un coton tige imbibé, également en bain de bouche.)

Diffusion

- Antimite : quelques gouttes dans une coupelle ou sur un tampon d'ouate, en association avec l'essence d'orange, dans les armoires ou les tiroires, jamais dans une pièce.

> Précautions d´emploi

Utilisation déconseillée sauf en cas de douleur dentaire.

Risque de dermocausticité en usage externe chez les personnes particulièrement sensibles.

Contre indiquée en cas d'eczéma et de fragilité cutanée.

Contre indiquée en cas de traitement en cours de ticlopidine, d'AINS, d'anticoagulant.

Toxicité neurologique à très forte dose par voie interne.

Possibilité d'allergie croisée avec l'huile essentielle de cannelle.

Ne pas utiliser en diffusion.

Lavande

Nom latin : *Lavandula officinalis*
Famille : Lamiliaceae

L'huile essentielle de lavande, certainement l'une des plus connues et des plus faciles à utiliser, possède un parfum intense et agréable, qui en fait un composant de choix en parfumerie.

Elle est très polyvalente et peut être utilisée pure en application externe, d'où sa présence dans toute trousse de secours d'aromathérapie.

Elle est sédative, relaxante et antalgique du système nerveux. Elle est antispasmodique et décontracturante musculaire.

Au niveau de la peau, elle est apaisante, anti-inflammatoire et favorise la cicatrisation.

Usage interne

- Tendance à la déprime, nervosité, troubles du sommeil, angoisses, stress…

- Maux de tête.

• Constipation.

• Hypertension artérielle modérée.

• Rhinite allergique.

Usage externe

Application locale, frictions corporelles et massages :

• Piqûres d'insectes, petites plaies non surinfectées, coupures et éraflures, démangeaisons, escarres, dermatoses infectieuses ou allergiques, dartre, ampoules…

• Coup de soleil, brûlures, desquamation.

• Douleurs articulaires et musculaires du sportif, crampes… en association avec l'huile essentielle de genièvre.

• Nettoie parfaitement les peaux grasses et à tendance acnéique, prévient la formation des boutons.

Lavande (suite)

Nom latin : *Lavandula officinalis*
Famille : Lamiliaceae

• Prévient les vergetures et rides.

• Transpiration excessive.

• Stress : massages des zones de tension en association avec l'essence d'orange et les huiles essentielles de cannelle et ravintsara.

Gargarisme ou bains de bouche :
• Poussée dentaire, maux de gorge.

Frictions capillaires ou shampooings:
• Séborrhée et chute des cheveux.

• Poux : en association avec l'huile essentielle de géranium, de romarin et de tea tree.

Diffusion :
• Relaxante, aide à retrouver le sommeil (sur l'oreiller ou dans un diffuseur, en association ou en alternance avec l'essence d'orange ou l'huile essentielle d'ylang-ylang.)

• Eloigne moustiques, mites et insectes divers : en association avec les huiles essentielles de citronnelle, girofle et géranium.

Sauna facial :

• Pour purifier le teint et nettoyer la peau, notamment les peaux à tendance grasse.

Menthe

Nom latin : *Mentha piperita*
Famille : Lamiliaceae

L'huile essentielle de menthe poivrée est très caractéristique.

D'odeur forte, pénétrante et de saveur poivrée, elle est diffusible et elle a un effet glaçon dans la bouche et sur la peau.

C'est une huile essentielle polyvalente, réputée équilibrante.

Stimulant général, elle est carminative, antispasmodique et antiseptique intestinal. Par voie externe, elle est antalgique, anesthésiante et décontractante.

Usage interne

• Fatigue passagère et nerveuse, intellectuelle ou sexuelle, manque d'appétit…

• Indigestion, maux d'estomac, aérophagie, flatulences, spasmes gastriques et coliques.

• Nausées, vomissements, mal des transports

• Augmente le pouvoir désaltérant d'une boisson : dissoudre 2 à 3 goutte d'huile essentielle de menthe dans un minimum d'alcool (1 demie cuillère à café) ou dans du miel et mélanger à une bouteille d'eau d'un litre. Agiter énergiquement avant de boire.

Usage externe

Application locale, frictions corporelles et massages :

• Apaisant en cas de coups de soleil ou de brûlures (diluée dans un lait après soleil ou de l'huile d'avocat, elle a un effet rafraîchissant, apaisant et bienfaisant), de démangeaisons, piqûres d'insectes...

• Maux de tête (origine digestive), sinusite : 1 ou 2 gouttes diluées sur les tempes ou le front, en évitant soigneusement les yeux.

• Maux de gorge : en association avec l'huile essentielle d'eucalyptus et de niaouli.

• Insuffisance veineuse, œdèmes, jambes lourdes (en bain également).

• Contusions, douleurs musculaires, foulures, entorse, douleurs articulaires...

Gargarisme ou bains de bouche

• Maux de dents, de bouche et de gorge.

• Mauvaise haleine.

Bains

• Sensation de jambes lourdes, en association avec les huiles essentielles de cyprès, niaouli, patchouli ou pin.

Niaouli

Nom latin : *Melaleuca viridiflora*
Famille : Myrtaceae

L'huile essentielle de niaouli provient d'un arbuste très répandu en Nouvelle Calédonie.

Elle a une odeur forte et fraîche, une saveur chaude et fruitée.

Elle est puissamment anti-infectieuse, antibactérienne, antivirale et antisepteptique des voies respiratoires et urinaires.

Elle a une action fluidifiante et décongestionnante aux niveaux nasal et bronchique.

Fébrifuge, elle est aussi expectorante.

En usage externe, c'est également un anti-inflammatoire et décongestionnant veineux.

Usage interne

• Infections respiratoires, état grippal, bronchite avec respiration sifflante, rhume, toux productive, sinusite.

• Cystite, urétrite.

• Bouton de fièvre.

• Fièvre.

Usage externe

Application locale, frictions corporelles et massages :

• Infections respiratoires, état grippal, bronchite avec respiration sifflante, rhume, toux productive, sinusite : massage de la poitrine et du dos en association avec les huiles essentielles d'eucalyptus, ravintsare et thuya.

• Maux de gorge : en association avec les huiles essentielles d'eucalyptus et de menthe.

• Otite à tympan fermé, sur avis médical exclusivement : 1 goutte pure ou de préférence 2 gouttes diluées dans de l'huile d'olive, sur un coton tige.

• Obstruction nasale d'origine infectieuse : 1 goutte très diluée sur la muqueuse nasale.

• Asthme : frictions du dos en association avec l'huile essentielle de lavande.

• Cellulite, rétention d'eau : en massage prolongé en association avec les huiles essentielles de cèdre et de genièvre.

• Sensation de jambes lourdes, rétention d'eau, hémorroïdes externes, varices...

• Ampoules.

Bains

• Sensation de jambes lourdes, en association avec les huiles essentielles de cyprès, menthe patchouli ou pin.

Inhalation

• Infections respiratoires en association avec l'huile essentielle d'eucalyptus, de préférence sur un mouchoir, et minoritairement dans le mélange.

• Obstruction nasale d'origine infectieuse (en mélange minoritaire).

Oliban

Nom latin : *Boswellia carterii*
Famille : Burseraceae

L'oliban est en fait l'encens des cérémonies religieuses que l'on fait brûler sous forme de petits bâtonnets piqués sur un support spécifique.

Elle répand alors une odeur balsamique un peu citronnée, apaisante, anxiolitique et antidépressive.

Immunostimulante et expectorante, elle est aussi utile en cas d'infections respiratoires.

En usage externe, elle est cicatrisante.

Usage interne

- Affections broncho-pulmonaires : bronchites, asthme.

- Tendance à la déprime, stress, anxiété.

Usage externe

Application locale, frictions corporelles et massages :

- Petites plaies superficielles non surinfectées, crevasses, engelures, cicatrices.

- Soins cosmétiques revitalisants et nourrissants, peau sèche, vergetures.

Sauna facial

- Peau sèche dévitalisée.

Diffusions, bains

- Asthme.

- Relaxation.

- Vergetures.

Orange

Nom latin : *Citrus sinensis*
Famille : Rutaceae

L'orange fournit non pas une huile à proprement parler mais, comme tous les agrumes une essence obtenue par pression du zeste à froid.

Possédant une odeur agréable rappelant celle de l'écorce du fruit, elle peut être utilisée en diffusion comme désinfectant aérien.

Par ailleurs, elle est antiseptique, calmante, sédative et carminative.

Usage interne

- Anxiété, endormissement difficile.
- Aérophagie, flatulences, digestion difficile.

Usage externe

Application locale, frictions corporelles et massages :

• Calmante, sédative, anti-stress : massage des zones à tension en association avec les huiles essentielles de cannelle, lavande et ravintsara.

Diffusion

• Calmante, favorise le sommeil : en association ou en alternance avec l'huile essentielle de lavande ou d'ylang ylang.

• Désinfectant aérien.

Bain

• Relaxant : le soir, pour préparer le coucher et favoriser l'endormissement.

> Précautions d'emploi

Photosensibilisante : à éviter en usage externe avant toute exposition solaire.

Pin

Nom latin : *Pinus sylvestris*
Famille : Abietaceae

L'huile essentielle de pin sylvestre a une odeur forte.

C'est un antiseptique, un anti-inflammatoire et un anti-infectieux puissant notamment des voies respiratoires, mais aussi urinaires.

On lui reconnaît également des propriétés défatigantes, toniques et dynamisantes, notamment au niveau sexuel.

Usage interne

- Affections ORL et brocho-pulmonaires : rhume, bronchite, sinusite, laryngite, asthme.
- Fatigue sexuelle.
- Affections génito-urinaires : cystite ou prostatite.
- Diabète.

Usage externe

Applications locale, frictions corporelles et massages :

- Dermatoses, piqûres d'insectes.

- Douleurs articulaires et musculaires.

Inhalations

- Affections ORL et broncho pulmonaires : bronchites, sinusites, rhumes, asthme en association ou alternance avec les huiles essentielles d'eucalyptus, niaouli, romarin et thym.

Romarin

Nom latin : *Rosmarinus officinalis*
Famille : Lamiaceae

L'huile essentielle de Romarin, petit arbrisseau bien connu, a une odeur pénétrante et rafraichissante.

Elle a une action détoxifiante marquée surtout au niveau hépatique, est antiseptique et anti-infectieuse, recommandée dans les affections ORL, et broncho-pulmonaires mais également au niveau des voies digestives.

En applications externes, elle est antalgique et tonifiante de la peau et du cuir chevelu.

Usage interne

- Faiblesse hépatique.
- Affections urinaires : cystite, urétrite.
- Infections intestinales.
- Affections broncho-pulmonaires : bronchite, toux.

Usage externe

Applications locale, frictions corporelles et massages :

- Dermatoses, piqûres d'insectes, bouton de fièvre, démangeaisons...

• Action tonifiante et nettoyante sur la peau.

• Affections broncho-pulmonaires : frictions de la poitrine et du dos en association avec l'huile essentielle d'eucalyptus.

• Poussées dentaires : massage sur la joue.

• Cellulite, culotte de cheval : en association avec l'essence de citron.

Frictions capillaires ou shampoing

• Poux : frictions du cuir chevelu ou shampoing en association avec l'huile essentielle de lavande.

• Pellicules, chute de cheveux, cheveux gras, follicule... en association avec l'huile essentielle d'ylang ylang ou de citron.

Diffusion, inhalation

• Affections ORL et broncho-pulmonaires : bronchites, rhinites, sinusites...

• En diffusion uniquement : stimulation de la mémoire.

Bains

• Antiseptique, tonique.

Tea Tree

Nom latin : *Melaleuca alternifolia*
Famille : Myrtaceae

L'arbre à thé, ainsi dénommé par Cook qui l'utilisait comme succédané du thé, les aborigènes lui préférant un usage anti-septique cutané, produit une huile essentielle anti-infectieuse majeure.

Antibactérienne à large spectre et même antivirale, elle est très prisée pour lutter contre les infections intestinales, urogénitales et respiratoires.

Mais c'est surtout l'huile essentielle de choix de tous les étaux grippaux.

Elle est également immunostimulante et tonique général.

En application externe, elle est anti-inflammatoire, et surtout antiseptique et désinfectante.

L'huile essentielle de tea tree est indispensable dans sa trousse de secours.

Usage interne

• État grippal : affections hivernales ORL et broncho-pulmonaires.

• Immunostimulante.

• Asthénie, fatigue générale passagère et nerveuse, tendance à la déprime, anxiété.

• Affection des intestins et du côlon.

• Affections uro-génitales, cystites.

• Énervement et tremblement, frilosité.

Usage externe

Applications locale, frictions corporelles et massages :

• Etat grippal : affections hivernales ORL et broncho-pulmonaires.

• Immunostimulante.

Tea Tree (suite)

Nom latin : *Melaleuca alternifolia*

Famille : Myrtaceae

- Dermatoses, bouton de fièvre, peaux à tendance acnéique, mycoses des espaces interdigitaux.

- Coups de soleil, brûlures superficielles.

- Plaies non surinfectées, ampoules : pure ou en association avec l'huile essentielle de lavande.

- Piqûres d'insecte.

- Verrues.

Frictions capillaires ou shampoings

- Poux : frictions du cuir chevelu ou shampoings, en association avec l'huile essentielle de lavande, géranium ou romarin.

Inhalation, bains

- Etat grippal : affections hivernales ORL et bronchopulmonaires en association avec l'huile essentielle d'eucalyptus, de préférence sur un mouchoir.

Gargarisme – Bains de bouche

- Maux de gorge.

- Maux de bouche : aphte, gingivite, poussées dentaires.

Thym

Nom latin : *Thymus satureoides*
Famille : Lamiaceae

Le thym est très répandu dans les régions méditerranéennes où il fait partie intégrante du quotidien, que ce soit en thérapeutique ou en cuisine.

L'huile essentielle que l'on en retire a une odeur aromatique caractéristique et une saveur piquante. Elle est anti-infectieuse, anti-virale et antiseptique, notamment au niveau pulmonaire d'où son utilité dans de nombreuses affections respiratoires.

C'est également un très bon stimulant physique et immunitaire ce qui en fait un fortifiant de choix.

Au niveau cutané, elle est antifongique.

Usage interne

- Fatigue physique passagère, fatigue sexuelle Immunostimulant : état grippal.

- Affections ORL et broncho-pulmonaires : rhinites, sinusites...

Usage externe

Applications locale, frictions corporelles et massages :

• Peau grasse à tendance acnéique, également en sauna facial.

• Douleurs articulaires et musculaires.

Bains :

• Fatigue générale passagère.

• Douleurs articulaires en association avec les huiles essentielles de genièvre et de marjolaine.

Frictions capillaires ou shampoings

• Démangeaisons du cuir chevelu.

Inhalation

• Etat grippal : affections hivernales ORL et broncho-pulmonaires, en association avec l'huile essentielle d'eucalyptus, de préférence sur un mouchoir.

Gargarisme

• Affections ORL et broncho pulmonaires.

• Toux.

Application locale, frictions corporelles et massages

Ne jamais utiliser à l'état pur sauf cas particulier

Formule standard : Massage
Diluez une dizaine de gouttes d'huile essentielle ou de mélange d'huiles essentielles dans deux ou trois cuillères à soupe d'huile grasse (huile d'avocat, de noisette, de sésame, d'amande douce...) ou à un gel de massage neutre, disponible en pharmacie.

Il est possible également de les incorporer dans les mêmes proportions à vos produits de beauté habituels, crèmes de jour ou de nuit, lotion tonique, crèmes pour les mains ou les pieds, en veillant à éviter le conflit des parfums et tout surdosage.

L'huile essentielle de patchouli, régénérateur cutané, peut ainsi être ajoutés à de nombreux soins de beauté.

Massage « jambes lourdes »
Massez vos jambes le soir après le bain avec une préparation renfermant l'huile essentielle de menthe et au choix de l'huile essentielle de cyprès, niaouli ou patchouli.

Massage cellulite

Massez les cuisses, fesses, hanches et ventre avec une préparation aux huiles essentielles de cèdre, genièvre et niaouli, après le bain, en insistant plus particulièrement sur les zones rebelles.

Massage vergetures

Massez seins, fesses, hanches, ventre, haut de cuisse avec le mélange d'essences d'agrumes (citron et mandarine).

Massage coquin

Sans hésitation, un massage à l'huile essentielle d'ylang ylang. A compléter par un bain coquin à partager.

Friction revigorante hiver

Frictionnez la poitrine avec un mélange aux huiles essentielles d'eucalyptus, niaouli, ravintsara et thuya.

Massage mal de gorge

Massez délicatement la gorge avec une préparation aux huiles essentielles de menthe, niaouli et eucalyptus.

Application locale, frictions corporelles et massages

Ne jamais utiliser à l'état pur sauf cas particulier

Massage raideurs articulaires
Massez les articulations douloureuses avec un mélange aux huiles essentielles de cèdre, marjolaine, menthe, gingembre, pin ou thym, sans en mélanger plus de trois pour plus d'efficacité.

Massage constipation
Appliquez 2 à 3 fois par jour sur le bas ventre et bas du dos une préparation aux huiles essentielles de basilic et gingembre.

Massage préparation à l'effort
Les sportifs ou les randonneurs auront intérêt à se masser bras, jambes et cuisses avec une huile ou un gel de massage aux huiles essentielles de cannelle, girofle et pour prévenir les crampes, de lavande.

Massage courbatures – douleurs musculaires
Massez les zones douloureuses avec une huile ou un gel aux huiles essentielles de genièvre et de lavande.

Massage apaisant coup de soleil
Ajoutez à un cold-cream, un lait après soleil ou de l'huile de millepertuis quelques gouttes d'huiles

essentielles de lavande, de menthe, et patchouli et appliquez sur les zones atteintes.

Massage anti-stress

Massez le plexus solaire, la colonne vertébrale, les poignets, la nuque, les épaules et les omoplates, lieux de tension, avec une huile ou un gel de massage dans lequel vous aurez incorporé des huiles essentielles de cannelle, lavande ravintsara et essence d'orange.

Massage bouffées de chaleur

En période de pré-ménopause, massez le plexus solaire, front et tempes avec simplement de l'huile essentielle de sauge mélangée à votre crème habituelle.

Massage maux de tête

Massez les tempes et le front avec une préparation renfermant au choix une ou deux huiles essentielles parmi celles de basilic, camomille du Maroc, ou menthe.

Utilisez l'huile essentielle de sauge si les maux de têtes sont liés à la survenance des règles.
Prenez soin d'éviter tout contact avec les yeux.

Shampooings et frictions capillaires

Formule standard « shampooing »
Ajouter 5 à 6 gouttes d'huile essentielle à une cuillère à soupe de shampooing doux ou de base lavante neutre.

Formule standard « friction tonique »
Dissoudre les huiles essentielles requises dans ¼ de rhum et compléter avec ¾ d'eau, à raison d'une douzaine de gouttes par verre de 150ml. Evitez l'eau du robinet, souvent trop chlorée ou calcaire, et préférez une eau plate peu minéralisée.

On peut préparer une friction huileuse en ajoutant les huiles essentielles à une huile grasse (avocat, germe de blé...)
Faire suivre d'un rinçage ou d'un shampooing.

Pour plus d'efficacité, lui ajouter un peu de vinaigre de cidre.

Formule pellicules
Préparez shampooing et friction tonique avec l'essence de citron, de l'huile essentielle de lavande et de romarin.

Formule cheveux gras

Préparez shampooing et friction tonique avec les huiles essentielles de cannelle, de cèdre, d'origan et de thym.

Formule revitalisante anti-chute

Préparez shampooing et friction tonique avec les huiles essentielles de lavande, romarin et sauge.

Formule cheveux agressés cassants, ternes et secs

Préparez shampooing avec des huiles essentielles de carotte, palmarosa, et ylang ylang. Ajoutez un œuf et la chair mixée d'un demi avocat pour plus d'efficacité.

Formule anti-poux

Préparez un mélange d'huiles essentielles d'eucalyptus, géranium, lavande, romarin et tea tree que vous utiliserez tout d'abord en friction huileuse à laisser agir longuement,le crâne emprisonné dans une serviette, puis en shampooing pour rincer. Ce shampooing peut être utilisé aussi souvent que nécessaire, en période d'infestation ou en prévention.

Inhalation

Formule standard

Mélangez 5 à 10 gouttes d'huile essentielle à une cuillère à soupe d'alcool fort, puis versez dessus un quart de litre d'eau frémissante.

Utilisez un inhalateur du commerce, ou un simple bol et une serviette.

Maintenez les yeux hors de la fumigation et pratiquez celle-ci 5 à 10 minutes.
Renouvelez si nécessaire une fois par jour.

Inhalation affections ORL et broncho-pulmonaires

Utilisez un mélange ou isolément les huiles essentielles d'eucalyptus, de pin, de ravintsara et de romarin.

Inhalation rhume de cerveau

Préparez un mélange d'huiles essentielles d'eucalyptus, d'origan, et de menthe dans lequel celle-ci sera minoritaire (20% maximum).

Inhalation maux de gorge

Préparez un mélange d'huiles essentielles d'origan et de pin.

Inhalation sur un mouchoir

Certaines huiles essentielles ne devant pas être inhalées trop longuement, il reste possible de les respirer sur un mouchoir. On parle alors de bouffée.

Bouffées mal des transports

Déposez sur un mouchoir deux à trois gouttes d'huile essentielle d'estragon, de menthe ou de gingembre.

Bouffées hiver

Déposez sur un mouchoir une à deux gouttes d'huile essentielle de niaouli, tea tree et thym

Gargarismes et bains de bouche

Formule standard

Dissoudre 1 à 3 gouttes d'huile essentielle dans un peu d'alcool, et verser dans un verre d'eau. Agitez vigoureusement, se rincer aussitôt la bouche ou se gargariser et recracher.

Gargarisme maux de gorge

Préparez un gargarisme acqueux en utilisant au choix l'huile essentielle de lavande, de menthe, d'origan, de sauge, de tea tree ou de thym et en ajoutant à la préparation une demi-cuillière à café de gros sel en cas d'angine et un jus de citron en cas de mal de gorge plus diffus.
Se gargariser au moins trois fois par jour.

Gargarisme toux

Préparez un gargarisme en utilisant l'huile essentielle de thym ou de cyprès et se gargariser au moins trois fois par jour.

Bain de bouche maux de bouche

En cas d'aphte, de gingivite, préparez un bain de bouche en utilisant au choix de l'huile essentielle de lavande, d'origan, de sauge, de tea tree ou de citron.
Se rincer la bouche plusieurs fois par jour et au minimum après chaque prise de nourriture.

Bains de bouche rage de dents
En cas de douleurs dentaires, utilisez un bain de bouche en utilisant au choix l'huile essentielle de basilic, de carotte, d'estragon, de girofle, de gingembre, de lavande, de sauge ou de tea tree.

Le traitement peut être efficacement complété en alternant avec l'application in situ au niveau de la dent douloureuse et à l'aide d'un coton tige d'une ou deux gouttes d'huile essentielle de carotte ou de girofle.

On peut également se masser la joue avec de l'huile essentielle de romarin diluée dans une huile végétale.

Diffusion

Les huiles essentielles peuvent être diffusées à l'aide d'un brûle parfum, d'un diffuseur lampe, de saturateurs de radiateurs ou encore de rond d'ampoule.

Préparez vous-même vos compositions en fonction des propositions ci-après et de votre humeur, sans mélanger plus de deux ou trois huiles essentielles, ni dépasser 5 à 6 gouttes.

Essence à diffuser anti-tabac
Essence de citron.

Mélange à diffuser assainisseur d'atmosphère
Essences de bergamote, de citron, d'orange, huiles essentielles de lavande, de pin de raventsara.

Mélange à diffuser relaxant
Essences de bergamote, de mandarine, d'orange, huiles essentielles de lavande, d'ylang ylang.

Mélange à diffuser parfum d'ambiance
Essence de citron, huiles essentielles de géranium, de citronnelle, d'eucalyptus, de menthe etc.

Sauna facial

Formule standard

Verser 10 gouttes d'huile essentielle seule ou en mélange dans un bol contenant de l'eau très chaude et restez penché au-dessus des vapeurs en recouvrant la tête d'une serviette pendant 15 à 20 minutes.

Attention toutefois au risque d'irritation des yeux. Complétez avec un soin du visage.

Sauna facial peau sèche

Utilisez de l'huile essentielle d'oliban ou de palmarosa, selon le parfum que vous préférez, ou en alternance, l'huile essentielle de palmarosa ayant en plus une action favorable sur l'atténuation des ridules.

Sauna facial peau grasse à tendance acnéique

Utilisez l'huile essentielle de cyprès, de genièvre de lavande ou de patchouli.

Bain

Formule standard

Dispersez, pour une baignoire, une trentaine de goutte d'huile essentielle seule ou en mélange dans un peu d'alcool ou de préférence de bain moussant ou de base neutre pour le bain, et mélangez à l'eau du bain. Les bains sont à faire loin des repas, 1h avant ou 3 h après.

Pour un bain de pied ou avant bras, divisez par trois ou quatre la quantité d'huile essentielle.

Bain parfumé relaxant

Utilisez de préférence les huiles essentielles de camomille du Maroc, d'oliban et de thym ou des essences de bergamote, de mandarine ou d'orange.

Bain parfumé délassant pieds fatigués

Avec de l'huile essentielle de camomille, éventuellement associée à celle de cyprès ou de menthe.

Bain parfumé délassant jambes lourdes

Les huiles essentielles de cyprès, de menthe, niaouli, patchouli ou pin, seules ou en mélange, diminuent la sensation de jambes lourdes. A compléter par un massage des jambes.

Bain parfumé anti-cellulite
Un bain aux huiles essentielles de cannelle et cyprès ou d'origan, lavande et niaouli, à associer à un massage corporel. Ou bien, préparez un bain agrume avec un mélange d'essence de citron et de mandarine, particulièrement agréable.

Bain parfumé anti-vergetures
Associez les essences de citron et de mandarine à l'huile essentielle d'oliban.

Bain parfumé anti-transpiration
L'huile essentielle de palmarosa est utilisée en cas de transpiration excessive des mains et des aisselles, celle de pin pour une hypersudation des pieds, celle de lavande pour une transpiration excessive générale. Pour les bouffées de chaleur de la pré-ménopause, préférez l'huile essentielle de sauge.

Bain coquin
Pour stimuler la libido défaillante et réchauffer les ardeurs, préparez un bain parfumé à l'huile essentielle de gingembre, relevé de quelques gouttes d'huile essentielle de cannelle ou de romarin. Un moment à partager, et à compléter par un soin corporel à l'huile essentielle d'ylang-ylang.

Trousse de secours

Votre trousse de secours habituelle serait incomplète sans quelques flacons d'huile essentielle, d'utilisation simple et aux résultats rapides.

Ainsi, vous devez absolument y glisser un flacon d'huile essentielle de :

- Lavande, contre les piqûres d'insecte et les brûlures, les petites plaies non surinfectées, les éraflures et écorchures, les ampoules.

- Citronnelle de Java : également active pour éloigner les insectes et sur les douleurs musculaires.

- Ravintsara : anti-microbien majeur.

- Citron : à utiliser en cas de chute, de mauvais coups.

- Tea-tree : en tant qu'antiseptique et désinfectant, en cas de coupure, d'écorchure, d'ampoule ou de bleu, de bosse...

- Menthe : active contre les maux de tête et en association avec le gingembre, contre le mal des transport, les vertiges.

LES PRÉCIS **Alpen** ÉDITIONS

- Le précis de phytothérapie
- Le précis des aliments santé
- Le précis des fleurs de bach
- Le précis des bobos des enfants
- Le précis de la souplesse
- Le précis des vitamines
- Le précis de l'homéopathie
- Le précis des tisanes
- Le précis des compléments alimentaires
- Le précis des huiles essentielles
- Le précis des antioxydants
- Le précis de la chirurgie esthétique
- Le précis des épices
- Le précis de recettes minceur
- Le précis anti-blues

www.alpen.mc